CONFÉRENCE

SUR LA

TUBERCULOSE

AVEC FIGURES

PARIS

LIBRAIRIE MÉDICALE ET SCIENTIFIQUE

BORDIER ET MICHALON

23, PLACE DE L'ÉCOLE-DE-MÉDECINE, 23

—

1898

CONFÉRENCE

SUR LA

TUBERCULOSE

Je viens vous entretenir d'une maladie qui, à elle seule, emporte presque autant de monde que toutes les autres ensemble. Je veux parler de la Tuberculose. Elle fait tous les jours des progrès effrayants et met en péril, non seulement l'existence de la race humaine, mais encore celle des animaux dont l'hygiène est soumise à notre direction.

Mais voyons d'abord ce que sont les poumons, car nous nous occuperons ici seulement de la Tuberculose pulmonaire.

La figure I représente une coupe schématique des poumons. Tout ce qui est en gros traits, sont des bronches, tubes cartilagino-membraneux par lesquels l'air inspiré arrive aux lobules pulmonaires (traits fins) et s'en retourne pendant l'expiration.

Un réseau de capillaires sanguins plus fins qu'un fil d'araignée enserre le lobule comme un filet qu'on appliquerait sur une boule creuse. Un lobule (fig. 2), est supposé détaché des poumons et grossi ici pour que vous suiviez bien ma démonstration.

L'air inspiré, en arrivant au lobule se trouve quasiment en contact avec le sang, vu l'infinie minceur de la paroi du capillaire et de celle du lobule lui-même. Ces capillaires sont parcourus par le sang veineux qui revient des profondeurs de l'organisme, chargé d'acide carbonique. Ce gaz, incompatible avec la vie, traverse les parois qui le séparent de l'air inspiré qui est dans le lobule C et s'y mêle ; en même temps, l'oxygène fait tout le contraire, en passant lui, de l'air en C dans le sang des capillaires. L'oxygène est un vivificateur que le sang circulant va distribuer aux tissus de l'économie pour les réparer, les régénérer. Ces échanges de gaz entre l'air et le sang dans les poumons, et entre le sang et les tissus, dans les fins fonds du corps, sont simplement une affaire de différences de tensions. Le sang surchargé d'acide carbonique à haute tension relativement, s'en débarrasse dans l'air qui en a moins. Les tissus avides d'oxygène le prennent au sang où il se trouve en plus haute tension et cèdent à ce même sang leur acide carbonique pareillement.

C'est tellement important que je ne crains pas de répéter. Revenons donc à l'air inspiré que nous avons laissé dans le lobule C surchargé d'acide carbonique malsain et diminué en oxygène vital ; cet air est rejeté au dehors par expiration. Ce jeu recommence à chaque mouvement respiratoire, inspiration et expiration, pendant que, de son côté, le sang va porter aux tissus la manne nourricière et les débarrasser de leur acide carbonique qui sera expulsé avec l'air expiré.

Vous savez que l'air atmosphérique est composé d'oxygène et d'azote et qu'il s'y trouve en outre une très faible quantité d'acide carbonique, de la vapeur d'eau, des poussières, des légions de micro-organismes, etc., etc.

Trois de ces éléments nous intéressent particulièrement ici : oxygène, acide carbonique, microbes.

L'oxygène est un aliment au même titre que les solides et les liquides dont nous nous nourrissons. Le fameux docteur Tanner a vécu pendant quarante jours d'air et d'eau fraîche, à la suite d'un pari. Nous nous introduisons les uns par la bouche ; l'autre par la respiration. Les solides sont mastiqués, insalivés et déglutis avec les boissons et subissent l'action chimique de sucs glandulaires du tube digestif et de glandes y annexées, foie, pancréas. Parvenus dans les intestins à la consistance d'une bouillie semi-liquide, ils pénètrent à travers les parois dans la masse du sang en circulation. Là, les molécules qui composent cette bouillie se métamorphoseront en s'oxydant sur leur parcours, en globules sanguins et plasma, liquide du sang.

Cette sanguification de nos vivres n'aurait pas lieu sans l'aide de l'oxygène apporté surtout par la voie des poumons ; les aliments en ont un peu et les capillaires de la peau en prennent aussi à l'air. Nous aurions beau absorber des montagnes de bœuf, pain, etc., et boire des rivières et des rivières pleines, ils ne formeraient jamais du sang si l'oxygène n'y aidait. Le sang que nous brûlons constamment dans notre travail musculaire, mental, sécrétoire, excrétoire, etc., exige une quantité énorme d'oxygène, et le pauvre globule, à force d'en aller chercher au poumon et d'y transporter l'acide carbonique des combustions intérieures, finit par s'user. Il faut qu'il soit renouvelé, autrement nos tissus étant aussi usés et non réparés, nous croulerions bientôt comme une maison en ruines.

Ceci bien saisi, nous voilà en pleine Tuberculose, ou plutôt préparés à nous en faire une idée nette.

Insistons, cela en vaut la peine. L'air n'arrive plus aux poumons, au sang, sous l'eau ; nous mourons, noyés, asphyxiés. Si on nous enlevait un poumon (D fig. I), l'autre ne fournissant plus que la moitié de notre provision indispensable d'oxygène, nous équivaudrions à un demi-noyé. Mais il est possible, disons-le, de respirer deux fois plus dans le même temps et par là d'assurer notre ration ordinaire d'oxygène. Cette respiration précipitée, haletante, est appelée dyspnée, soit dit en passant. De même lorsqu'une partie plus ou moins grande des poumons, (C fig. I), est détruite, c'est autant d'air, d'oxygène de perdu, puisque le parenchyme détruit ne permet plus le passage de l'oxygène de l'air au sang.

C'est plus déplorable encore, car la partie d'acide carboni-que qui ne peut être rejetée à ce niveau, reste dans le sang au plus grand détriment de celui-ci ainsi que des tissus. Oui, nos tissus mal nourris et encore plus mal épurés , languissent et la lésion pulmonaire s'étendant progressivement, nous nous affaiblissons parallèlement jusqu'à cessation de vie. C'est ainsi qu'une machine à vapeur s'arrête lorsque les feux s'éteignent faute de charbon (pain, viande, chez nous), ou lorsque l'air (l'oxygène), n'arrive plus jusqu'au charbon en-tretenir sa combustion.

Tout ce qui précède étant bien compris, et il n'y a rien de plus simple au monde, il me sera facile de vous faire toucher du doigt la Tuberculose pulmonaire.

Voici un individu d'une santé de fer. Pour une raison ou une autre : misère, avarice, vice, peu importe ; il travaille trop, repose à peine, se nourrit fort mal en quantité et en qualité, et digère encore plus mal. Rappelez-vous que nour-riture veut dire aussi oxygène respiré, absorbé. Or notre sur-mené, aux trois quarts en inanition, ne l'est pas à l'air pur, ce qui serait demi-mal, vous comprenez pourquoi ; mais végète dans une atmosphère empestée.

C'est, par exemple, un typographe, travaillant en pleines émanations carboniques et autres, non seulement d'une foule de compagnons plus ou moins sains, mais encore des becs de gaz surchauffant ce milieu délétère, et le rendant plus meurtrier. Ce typo avec une provision alimentaire insuf-fisante mourrait de faim petit à petit. Le fluide qu'il respire est impropre aux combustions vitales, il s'asphyxie lentement.

Retirez cet homme de là, mettez-le au grand air ; nour-rissez-le convenablement ; donnez-lui du repos suffisant ; il renaîtra à vue d'œil. Mais si ses poumons étaient déjà attaqués, ou si une débilité naturelle ou accidentelle le mettait en infé-riorité de résistance, sa vie serait gravement compromise. Ce qu'on appelle l'hématose ou les échanges gazeux (oxygène, acide carbonique) se fait incomplètement; sans parler des matériaux mal comburés, s'accumulant dans le sang et l'infectant.

Mais, la Tuberculose ? direz-vous. Nous y sommes en plein. Un globule rouge de sang mesure environ $\frac{7}{1000}$ de millimètre. La limite de la vision de près à l'œil nu, est de $\frac{1}{10}$ de millimètre ; c'est moins que le plus fin poil. Or, $\frac{7}{1000}$ c'est $\frac{7}{100}$ de $\frac{1}{10}$ ou moins que ce poil fendu en 100 parties égales et dont nous en prendrions 7. Cela est tellement petit qu'on ne peut se le figurer. Et lorsque les bactériologistes nous démontrent qu'il y a des microbes dans l'air qui tiendraient en masse dans un globule rouge $\frac{7}{1000}$ de millimètre, alors l'esprit reste confondu de l'infinie tenuité de ces micro-organismes. Ces petits êtres se multiplient avec une rapidité terrifiante, et lorsqu'ils se sont logés dans un tissu mal nourri, affaibli, incapable de s'en délivrer par la voie des émonctoires : peau, poumons, reins, intestins, ils le dévorent.

Eh bien, les Bacilles de Koch flottent dans l'air avec d'autres espèces plus ou moins nuisibles et pénètrent dans notre corps en se fixant sur nos aliments, ou entrent directement en contact avec le tissu pulmonaire par l'entremise de l'air inspiré Une fois qu'ils sont là, leur œuvre de destruction commence. Un organisme sain et entretenu dans de bonnes conditions hygiéniques les annihile, les précipite au dehors. Voilà pourquoi tout le monde n'est pas Tuberculeux. Et puis, voyons, franchement, croyez-vous qu'un ingénieur, après avoir pris toutes les peines du monde pour édifier un bâtiment modèle de beauté architecturale et de solidité, tout fier de son œuvre, se mettrait à la démolir en lui lançant boulets sur boulets ? Non certes, car déjà en livrant aux tempêtes de l'Océan cette coque de ses rêves, il gémit en pensant aux avaries qui l'attendent au large.

Le faible, lui, le fêlé, lutte avec désavantage, et va perdant ses forces, à mesure que l'ennemi gagne sur lui. Malheur à notre faiblard, si à la déchéance acquise, il apportait déjà celle de l'hérédité. Oui, si au moment de sa conception, son père était Tuberculeux ou plus malencontreusement encore, sa mère, voyez-vous quelle proie facile au vorace Bacille. Ce candidat, forcé à la Tuberculose, peut n'être pas venu au monde avec le poumon touché ; un sang charriant des Bacilles ; mais comme il n'est après tout que le continuateur du sang dégénéré de son procréateur infecté ; il arrive dans la lutte suprême pour l'existence, avec un corps débile mal préparé à la défense. Le bacille le guette. Le Professeur Strauss nous en a montrés, en effet, chez des gens en parfaite santé. Au moindre écart de régime, à la moindre dépression accidentelle du côté de la santé, notre imprudent est entamé.

Vous frémissez d'épouvante avec moi, en voyant un être qui vous est cher, peut-être vous-même, en proie à la Tuberculose. Rassurez-vous. Bien que les jeunes soient attaqués de préférence, parce qu'ils sont moins résistants, moins prudents et à l'âge de la plus grande dépense vitale, demandant plus de réparation, on guérit et même spontanément de cette redoutable affection.

Voici une bronche terminale avec lobules et vaisseaux, le tout parfaitement sain. (Fig. 3). Les Bacilles arrivés par la voie circulatoire ou par l'air inspiré, se fixent à un lobule (a), le minent, puis vont chercher pâture en (b, c). Au bout d'un certain temps, on a ceci (Fig. 4) : une caverne, un vide. Les parties décomposées ont été expulsées sous forme de crachats purulents par la voie de la bronche (d).

Lorsque ces cavernes grandissent ou qu'elles se multiplient, le poumon perd d'autant en capacité d'hématose ou d'échanges gazeux. Je ne fais que le répéter parce que c'est là le nœud de la question : le Tuberculeux finit par mourir d'asphyxie et de décomposition lentes, sauf complications.

Nous avons dit que ce sont plutôt les jeunes qui succombent. En autopsiant des cadavres de vieillards emportés par toute autre cause que la Tuberculose, on a été étonné de trouver d'anciennes cavernes desséchées, sclérosées, cicatrisées. De son vivant, le sujet n'avait jamais su avoir la Tuberculose ; d'ailleurs on a la certitude que pareils cas n'avaient jamais été traités pour la Bacillose.

Figurez-vous que notre corps n'est, à la forme près, qu'un sac de grains de plomb minuscules. Nous ne différons en rien, quant à la matière, des autres corps de l'univers, simples amas de molécules. Vous comprendrez donc que des éléments anatomiques, appelés leucocytes, petites cellulesde $\frac{11}{1000}$ de millimètres environ, entourent la caverne, s'allongent en filaments dits fibreux, formant ainsi un feutrage scléreux rétractile, qui étouffe la caverne, l'aplatit, la convertit en une cicatrice comme celle qui se fait, après guérison, sur toute partie de notre individu, incisée ou entamée autrement.

On a vu, d'autre part, des malades présentant des signes certains de Tuberculose, guérir spontanément. Des expériences faites par les physiologistes et les pathologistes sur les animaux, ont montré les leucocytes se portant à la rencontre des Bacilles envahisseurs, les absorbant et s'éliminant avec eux hors de l'économie. Si, au contraire, les Bacilles triomphent, c'est le malade qui se trouve éliminé de ce monde un beau jour.

Puisque la guérison est possible et puisque nous connaissons le mode de production, la marche et les effets de la lésion, nous ne devons rien négliger pour la prévenir ou l'enrayer.

Pour la prevenir, voyons l'étiologie, les causes. Nous connaissons déjà l'hérédité. Viennent en outre : le lait d'une nourrice phtisique ; celui de vache tuberculeuse ; les viandes d'animaux bacillaires, etc., etc. Et plus redoutables encore, les crachats de Tuberculeux inconsidérément projetés à droite et à gauche sinon précieusement conservés en mouchoir. C'est une culture permanente en poche. Cela sèche, est réduit en poussière, est emporté par le vent et finit par atteindre la muqueuse des voies respiratoires. Un savant dit aussi que la Tuberculose est l'aboutissant commun de toutes les détériorations constitutionnelles de famille et d'individu.

La prophylaxie consiste donc d'abord, pour sauvegarder nos descendants, à ne pas épouser de personnes affectées de Tuberculose. Si nous avons eu ce malheur, notre progéniture, dès le jeune âge, doit être rompue aux fatigues, endurcie aux intempéries atmosphériques et habituée à une hygiène sévère.

Nous nous garderons de nourrice, lait, viande contaminés. Quand cela dépendra de nous, nous veillerons à ce que les tuberculeux crachent dans des crachoirs contenant un liquide antiseptique tel que, eau phéniquée, eau de chaux ou une solution de couperose, sulfate de fer. C'est facile à trouver et pas cher. Point de sciure de bois, sable, ou substance poussiéreuse ; nous venons de voir pourquoi. Inutile d'insister sur la nécessité de vider fréquemment le crachoir, aux cabinets, qu'on désinfectera aussitôt, Qu'on se garde bien d'en vider le contenu ailleurs : rigole, ruisseau, sur le sol comme cela se fait trop souvent, à la campagne surtout.

Le Tuberbuleux aura la plus grande attention à ne pas avaler ses crachats ; ils contamineraient son estomac. Il ne crachera pas dans un mouchoir, ni par terre ; ce serait semer des Bacilles à cultiver par son entourage. Lui-même en pâtirait en les respirant.

Les gens sains ne doivent ni coucher dans le lit, ni occuper la chambre d'un Tuberculeux, ni se tenir renfermés trop longuement avec lui.

Tout le linge du malade, surtout à la période des sueurs, devra être plongé aussitôt après service, dans un liquide antiseptique. On a l'eau de Javel sous la main ; ou mieux encore de l'eau bouillante ; l'important étant que le liquide recouvre entièrement ce linge souillé. On ne l'en retirera que pour l'envoyer au blanchissage.

Les urines seront reçues dans un vase contenant de la

chaux ou de la couperose, et on veillera à ce qu'elles séjournent le moins possible dans la chambre du malade. On se gardera bien de les verser ailleurs qu'aux cabinets. C'est à redire sans cesse.

Autant que possible, tout ce qui sert au malade devra être affecté à son usage particulier et non employé par d'autres personnes. Après terminaison de la maladie tout cela devra être détruit par le feu, ou au moins être passé à l'étuve. La chambre avec son ameublement devra être désinfectée en y brûlant du soufre, après clôture hermétique. Le papier peint sera renouvelé. Le plancher, lessivé avec du sublimé en solution aqueuse au $\frac{1}{1000}$, ou badigeonné à la chaux. On laissera les fenêtres ouvertes la nuit aussi longtemps que possible. On gagnera donc en vidant la chambre ou en en réduisant l'ameublement au strict nécessaire avant d'y installer le malade.

Toutes ces précautions, en apparence ridicules, ont pour but la préservation, non seulement du voisin, mais de votre propre famille, de vous-même. Ne l'oubliez pas.

Malgré notre prudence, nous sommes en possession de la Tuberculose, ou plutôt elle nous tient. Que faut-il faire ?

En traitant de la prophylaxie, nous avons déjà acquis certaines notions que nous saurons utiliser ici et qu'il est inutile de répéter.

Disons tout de suite que le maniement des médicaments devra être laissé entièrement au médecin, qui seul a qualité pour cela. Ce sera aux débutants d'user avec discernement et d'une main légère des drogues. Leurs effets utiles sont étroitement liés à de nuisibles, inséparables ; leur élimination exige un surcroît d'activité d'organes déjà surmenés. Et puis, les drogues s'adressent plutôt aux symptômes, tandis qu'il importe d'attaquer dans son essence même un état morbide.

Le traitement par excellence de la Tuberculose au début est dans une hygiène bien entendue et encore mieux conduite : opposer la reconstitution du système , sa *tonification*, le relèvement des forces aux assauts meurtriers des Bacilles. Le malade lui-même tient sa vie entre ses mains. Elle dépend de son intelligence, de sa détermination à guérir, en se conformant strictement aux exigences du traitement, et aux prescriptions de son médecin, quelque rigoureuses qu'elles soient.

Qu'il ferme l'oreille aux consultations officieuses des commères et qu'il ne cède pas à la tentation d'essayer les remèdes infaillibles de la réclame.

C'est stupide, mais c'est comme cela : parce que chacun à un corps à lui, tout le monde est médecin. Pas un armateur embarqué, n'oserait se mêler des manœuvres de son capitaine. C'est un *paquet* que ce passager : il mange, il boit, il se promène, il dort et il attend philosophiquement que le maître du bord, après Dieu, le débarque au port ou au fond de la mer. Celui-ci n'a pas la prétention d'être, et encore à lui tout seul, une compagnie d'assurance contre la mort. Le médecin l'est bien moins. Suivant son degré d'instruction médicale, son expérience, sa dose d'énergie, il lutte courageusement contre le mal, et c'est au patient à l'être, en lui prêtant tout son bon vouloir, pour arriver à la guérison... quand c'est possible.

Comment saurez-vous que vous avez affaire à un directeur de santé, digne de confiance? C'est qu'en prenant charge, il amènera aussitôt une amélioration à votre état ; non pas le bien-être relatif et fugace d'un symptôme momentanément jugulé, mais bien un soulagement foncier, continu, qu'on sent bien, quelque pauvre d'esprit qu'on puisse être. Ou bien, votre thérapeute, méritant du nom, vous tient là, entre vie et trépas, en attendant une crise favorable ou le dénouement fatal. Il a été impuissant à vous sauver, mais vous ne pouvez l'accuser de vous avoir tué.

La réputation méritée du praticien le recommandera à votre choix, surtout quand il a fait ses preuves sur place. Vous me direz qu'il ne manque pas de malins qui savent se

tailler une réclame à grosse caisse avec l'appui du sexe fémi-
nin, si compatissant. Il y a aussi, Dieu merci, des praticiens
qui n'ont pas besoin de « chauffage » et à qui il suffit de
montrer leur valeur pour commander le respect et faire
taire la médisance. On ne saurait trop faire l'éducation du
souffrant dans ses rapports avec le médecin. Vous me par-
donnez, d'autant plus volontiers, d'avoir insisté sur ce point,
que je n'exerce pas.

Mais revenons au traitement, qu'il importe au malade de
bien comprendre, afin de s'y prêter avec fruit.

Il y a trois grandes conditions à remplir. Elles priment
tout.

Digérer. — Respirer un air pur. Ménager vos forces.

C'est clair. Vous avez entendu qu'un organisme sain peut
de lui-même se débarrasser des Bacilles, ou les rendre im-
puissants à nuire. Donc le Tuberculeux s'assainira. Cela fera
régresser la lésion existante si elle n'est pas trop avancée.

Détaillons. Pour digérer, il faut choisir des aliments qui
passent bien, ne laissent pas de pesanteur d'estomac ; les
prendre en quantité raisonnable et à intervalles réglés. De ce
qu'on nous recommande de nous sustenter, cela ne veut pas
dire se bourrer à chaque instant. Il importe de manger posé-
ment en mastiquant bien. On observera quels sont les aliments
qu'on préfère et qui nous sont légers.

Le lait en petites quantités répétées à volonté de l'estomac
est toujours de commande, s'il provient d'une vache saine,
tenue hors ville et en pâturage. Pas manquer de s'assurer
que le laitier n'y ajoute pas de l'eau plus ou moins suspecte,
et n'a pas de Tuberculeux parmi son personnel ou ses animaux. Il sera sage de faire bouillir ce lait, de le garantir des
poussières en le tenant en vase couvert, et de ne pas le lais-
ser aigrir. Ces minuties s'imposent.

On a encore les crèmes, les confitures, les œufs, les huîtres
crues, les poulets rôtis plutôt qu'à sauces indigestes, les côte-
lettes et les gigots de mouton, etc.

On ordonne de la viande hachée crue. Il faudrait être sûr de sa provenance; savoir si elle a été maniée par tout un chacun ; si elle n'est pas restée exposée aux mouches et aux poussières.

L'huile de foie de morue est fort recommandable. Matin et soir, les jointures étant lavées et asséchées, on s'y frictionne jusqu'à épuisement d'une bonne cuillerée pleine d'huile. Le faire soi-même ; la main qui frotte absorbe aussi le corps gras. On changera de flexures à chaque fois.

Par la voie stomacale, l'huile de foie de morue est indigeste et mal supportée par les temps chauds. Elle irrite la muqueuse digestive, cause de la diarrhée, affaiblit le malade et le dégoûte.

La nourriture bien digérée s'absorbe facilement. L'absorption, c'est le passage à travers les parois intestinales dans le sang de la bouillie alimentaire (fig.5). Vous le savez déjà. La masse du sang ainsi augmentée présente plus de chaleur et partant plus de force. Les savants ont prouvé que la chaleur c'est de la force. Du reste, vous l'avez vu, le feu éteint, le bateau s'arrête ; il n'a plus la force d'aller. Par conséquent, la force stimule tous les organes à un bon fonctionnement, par l'entremise du système nerveux. Ce bon fonctionnement est éminemment réparateur des pertes. Le corps devient comme un négociant dont les affaires vont bien et qui voit augmenter son actif. Le Bacille lui, travaille au passif. Soit, luttons.

Deuxième condition non moins réparatrice que la première et lui venant en aide : Respirer un air pur. Cela veut dire ne pas coucher dans une chambre encombrée de dormeurs; ou encore dont l'air est chargé de la fumée provenant du tabac, d'une veilleuse ou d'un feu de charbon. Les fleurs même doivent être bannies de la chambre à coucher. Et puis, celle-ci choisie loin de l'odeur écœurante et nocive des cabinets.

Dans la journée, aussi fuir l'air confiné, la poussière, les rassemblements de personnes où il se débite pas mal d'acide carbonique et à émanations préjudiciables à la santé. Craindre les courants d'air lorsqu'on s'est échauffé par le mouvement particulièrement ; mais jamais le grand air si l'on est suffisamment couvert. Pas trop.

Cette question d'air pur est capitale. Toute une méthode de traitement est basée là dessus. Suivant les périodes du mal, suivant qu'il y a fièvre, un état d'éréthisme vasculaire faisant craindre le crachement de sang, on expédie les malades à certaines plages maritimes au climat tempéré, ou bien on leur fait gagner les sanatoria des hauts plateaux de la Suisse ou d'ailleurs pour y faire une cure d'air.

Des résultats forts satisfaisants s'obtiennent journellement. Il est regrettable que ce mode de traitement ne soit guère accessible qu'aux malades fortunés. Cependant tout pauvre peut, à ses moments de loisir, profiter de son voisinage à un lac, à la mer ou à un lieu élevé pour en humer l'air réconfortant. Un médecin instruit en la matière doit être consulté au préalable, car ce même air, auquel on demande la vie, peut au contraire hâter la fin.

Troisième condition : Ménager ses forces. D'abord, rester au lit le plus qu'on pourra ; au moins huit heures. Pendant une heure après les repas ne se fatiguer en aucune manière. Toutes vos forces (j'allais dire vos troupes) globules sanguins, doivent être concentrées sur votre tube digestif qui travaille à la digestion, fabrique le mortier réparateur. Couper les heures de travail d'autant d'intervalles de repos qu'on pourra, étant assis ou allongé.

Ne jamais se forcer en rien ; lâcher dès qu'on sent que cela ne va plus. S'abstenir de toute discussion ; du reste il conviendra de parler le moins possible. Cela fatigue les poumons et les irrite en y introduisant des poussières, de l'air froid.

Pas de stimulants, sauf par ordre du médecin et alors modérément. Garder en vue que le stimulant par excellence, c'est le sang enrichi par une alimentation judicieusement conduite. Ne pas fumer ; le tabac est un irritant qui attaque les muqueuses aériennes par sa fumée et la salive qu'il empreigne de ses sucs toxiques.

L'alcool, lui-même, est mauvais. Si on le préconise comme stimulant, il n'irrite pas moins la muqueuse stomocale et accapare à son profit de l'oxygène qui serait mieux placé dans d'autres oxydations, réparatrices elles. Votre mule n'en peut plus, reposez-la, nourrissez-la : les coups de fouet ne la ranimeront que de quelques pas encore, puis elle tombera pour ne plus se relever. D'ailleurs l'alcool dont on finit toujours par abuser, produit de la stéatose du foie, ou le rend graisseux, impropre à bien fonctionner. Cet organe demande le plus grand respect, car c'est lui qui, au superlatif, après le système nerveux, tient sous son contrôle la digestion, l'absorption et même les éliminations qui nous importent tant.

Cela paraît raide ; mais ne savons-nous pas, entre autres choses, que la glycosurie ou émission d'urine sucrée, est causée par un trouble dans la fonction hépatique !

On peut cependant exciter les fonctions par quelques gouttes d'alcool, sous l'œil du médecin. Il vaudra mieux boire en mangeant, de l'eau rougie avec du vrai vin, si on en a l'habitude. La bière est lourde et d'une digestion difficile aux estomacs délicats.

Le café est défendu en tant qu'excitant cérébral, amenant l'insomnie. Quelques cuillerées, après le repas du matin, peuvent être permises, mais jamais le soir, car le sommeil est, après une bonne digestion et une assimilation assurée, le bienfait le plus précieux au Tuberculeux.

Le thé est des plus énervants, et par son eau chaude, abime l'estomac.

Le chocolat est lourd, pesant à l'estomac.

C'en est assez, n'est-ce pas ? Vous trouvez que ce n'est pas une vie cela !

Comment : dormir comme une marmotte ; n'oser manger de ceci ; bien se garder de boire cela, pas trop se dégourdir les jambes en promenade, même par un beau temps ; craindre la pluie, l'humidité ; se sauver de la poussière ; se taire avec amis et ennemis ; ne pas se fatiguer à la lecture, aux écritures, en rien ; chasser les réflexions tristes ; fuir les réunions, etc. Non, non, non, ce n'est pas vivre ; mieux vaut mourir une bonne fois ! Que le médecin s'en aille à tous les diables, lui, ses sales drogues et son hygiène ! J'en ai assez.

Allez donc ! nous tenons à cette misérable vie plus que cela. Et si demain nous étions guéris, nous lécherions les bottes du docteur avec reconnaissance, quittes à lui présenter pour honoraires notre ingratitude et nos calomnies après demain. Et si nous mourons, le médecin mérite la guillotine !

Bah ! on finit par s'accommoder à cette existence de restreinte et de contrainte qui rend la vraie vie, la santé. C'est le seul bonheur réel en ce monde : avec elle on peut user de tout, tout entendez-vous, même de l'amour dont je n'ai pas dit un mot jusqu'ici, user, mais pas d'excès. Chose des plus aisées, on a pris l'habitude de la Tempérance, de la Sobriété, de la Modération. Cela fait partie maintenant de notre nature, heureusement modifiée pour notre plus grand bien.

Je vous dirai fort peu de chose des symptômes. C'est l'affaire du médecin que le diagnostic et la thérapeutique. A l'amaigrissement, à la perte des forces on oppose l'alimentation raisonnée ; nous venons de le voir tout au long. En y ajoutant l'air pur, le repos, nous favorisons l'action des médicaments prescrits contre les sueurs profuses, la diarrhée, l'hémoptysie. Cela doit vous suffire. Vous auriez peut être la curiosité de savoir d'où vient ce nom de Tuberculose. Il dérive de Tubercule. Voyez les nodosités, les excroissances de la pomme de terre : ce sont des Tubercules.

Les leucocytes agglomérés autour des Bacilles attaquant le poumon, y forment des noyaux, des Tubercules microscopiques d'abord, mais qui finissent par devenir visibles à l'œil nu en grossissant. Il y a toujours plus ou moins de Tubercules ainsi formés, d'où le nom de maladie des Tubercules ou plus simplement Tuberculose.

Elle n'est pas particulière aux poumons, elle se manifeste ailleurs : dans les méninges, le péritoine, etc..., etc. N'oubliez pas qu'elle peut se déclarer dans l'estomac du Tuberculeux qui avale ses crachats.

Voilà. J'ose espérer que vous savez maintenant ce que c'est que la Tuberculose.

Je me suis attaché à un langage simple, évitant autant que possible les termes techniques et des détails inutiles à des non professionnels. Et j'ai eu le courage et la patience de me répéter pour vous forcer à comprendre.

N'allez pas croire, pourtant, que vous voilà transformés en docteurs *in arte medendi*. Cela demande des années et des années d'études et de pratique.

Il suffit que vous en sachiez assez pour vous préserver de la contagion ; si vous étiez atteints, être des malades dociles et confiants dans les lumières et le dévouement de votre médecin ; si quelqu'un cher à votre cœur était frappé, être des gardes instruits, aux soins intelligents, sinon des auxiliaires puissants pour son rétablissement.

En vous remerciant de votre bienveillante attention, et me mettant à votre disposition quand il vous plaira d'aborder d'autres sujets, j'ai l'honneur de vous saluer.

Dr PALANQUIN.

Paris, janvier 1898.

Orléans. — Imp. MORAND, 47, rue Bannier.

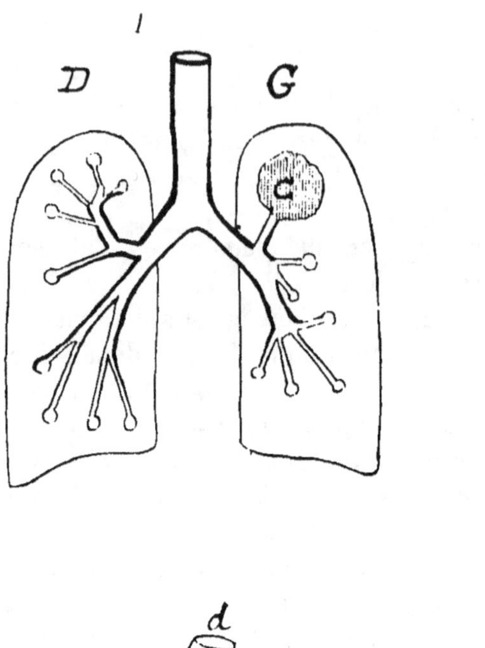
1
D
G
C'

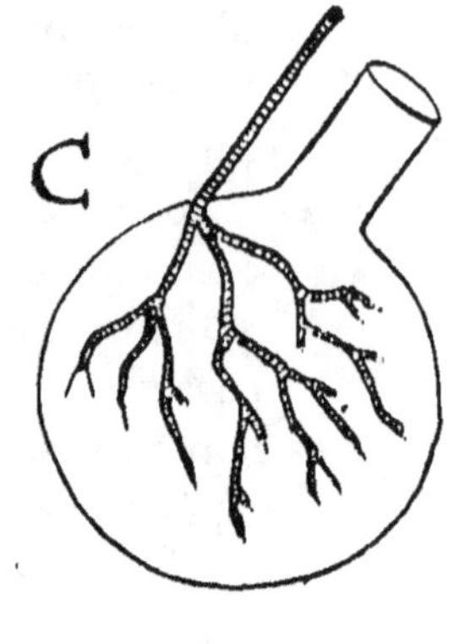
2
C

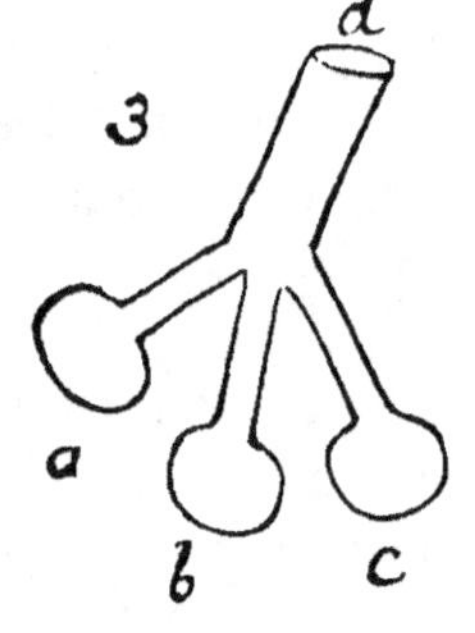
d
3
a
b
c

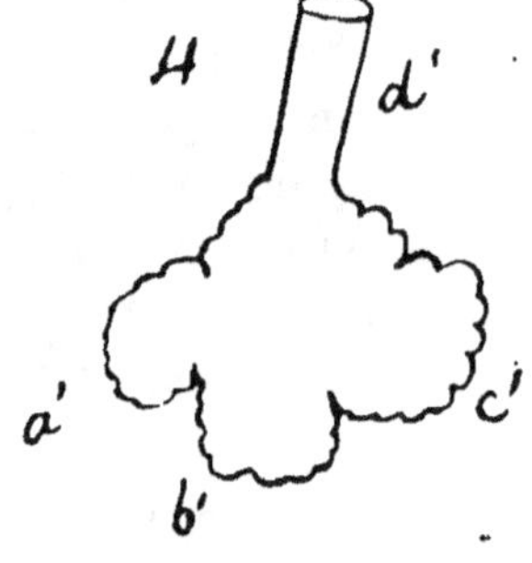
4
d'
a'
b'
c'

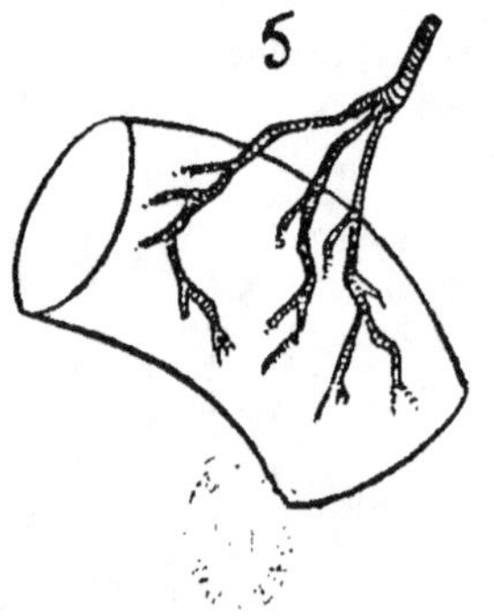
5

www.ingramcontent.com/pod-product-compliance
Lightning Source LLC
LaVergne TN
LVHW010137060726
842524LV00005B/1975